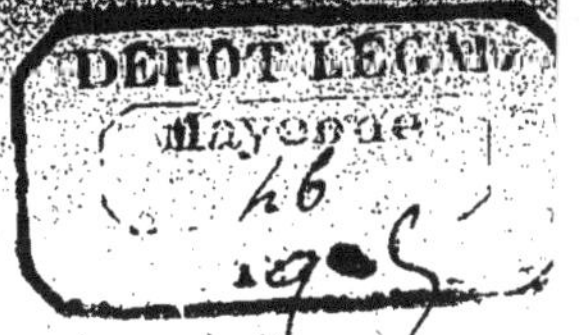

Traitement de la Tuberculose des voies respiratoires

Recherches Expérimentales & Résultats cliniques

Par

le Docteur Vital LESOURD

de la Faculté de Médecine de Paris
Oto-Laryngologiste
au Mans.

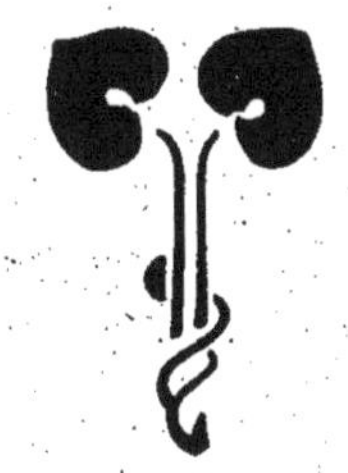

LAVAL

Imprimerie-Librairie Ve A. Goupil

1904

Traitement de la Tuberculose des voies respiratoires

Recherches Expérimentales & Résultats cliniques

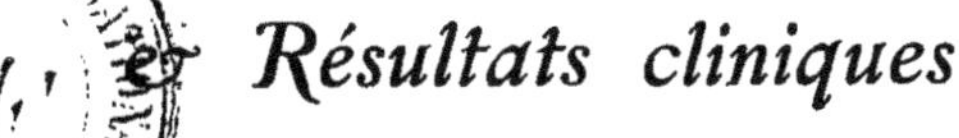

Par

le Docteur Vital LESOURD

de la Faculté de Médecine de Paris
Oto-Laryngologiste
au Mans.

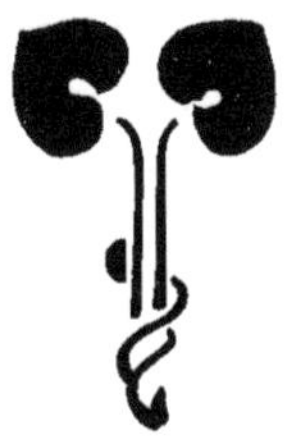

LAVAL
Imprimerie-Librairie Ve A. Goupil

1904

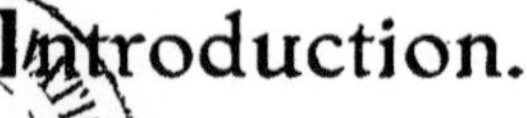

Introduction.

La tuberculose des voies respiratoires supérieures est une des maladies qui donnent le plus de désillusions aux malades et aux laryngologistes. Les patients qui viennent nous consulter pour une aphonie gênante et pour une déglutition pénible et douloureuse, voudraient sur le champ voir leur malaise disparaître ; les traitements leur semblent longs, d'aucuns même laissent croire que le spécialiste se joue d'eux et de leur bourse.

D'autres viennent quand leur médecin traitant, ne sachant que leur faire, les dirige vers la consultation d'un laryngologiste, quelquefois pour écarter momentanément de son cabinet ces infortunés qui l'obsèdent ; alors il est trop tard, les interventions sont refusées, les malades sont dans la cachexie, et souvent une trachéotomie parant à l'asphyxie est le seul traitement qu'il reste à accorder à ces malheureux qui ne tiennent plus à l'existence que par un fil.

La tuberculose laryngée primaire est très fréquente, plus qu'on ne le croit communément, seulement elle demande à être recherchée et dépistée avec soin.

Il faut soupçonner tous ces enrouements qui n'en finissent plus ; les malades qui se plaignent d'une sensation anormale de sécheresse dans le pharynx et le larynx, qui ont une envie fréquente de tousser, sont à mon avis des patients en imminence de laryngite tuberculeuse.

Certains ont une respiration costale défectueuse, d'autres abusent des sons aigus dans la voix haute, quelques-uns, se croyant chanteurs émérites, abusent de leur énergie physiologique par suite d'absence d'éducation scientifique et rationnelle de la voix.

Que va-t-il se passer : les muqueuses du pharynx et du larynx se congestionnent d'une façon chronique et dans cet état légèrement inflammatoire, les bactéries inspirées avec l'air qui les véhicule trouvent un terrain favorable à leur développement.

Le bacille de Koch s'insinue presque toujours par les premières voies respiratoires, il s'ensuit que le nez est une vraie porte d'entrée ainsi que le confirment les recherches expérimentales de Strauss et de Mulhall : les végétations du rhino-pharynx sont aussi des réservoirs à bacilles, comme il ressort des examens de fragments de végétations adénoïdes, dans lesquelles Lermoyez, en 1894, trouva des tubercules et des bacilles de Koch.

Mais la plus formidable quantité de cas de tuberculose des premières voies respiratoires se trouve réunie au larynx, qui, beaucoup plus souvent qu'on ne le pense, est atteint primitivement.

Les malades dont le larynx est en train de se tuberculiser, ont de temps à autre la voix couverte, mais ils n'y attachent absolument aucune importance, jusqu'au jour où ils sont mis en émoi par le rejet de crachats striés de sang.

Malheureusement les malades se bornent à l'examen de leurs poumons qui sont alors trouvés sains, ou à l'examen des crachats qui est négatif, et le larynx est délaissé jusqu'à ce qu'une phtisie laryngée arrivée à un stade plus avancé les amène à consulter un spécialiste.

Jamais on ne devrait laisser ignorer aux patients la nature véritable d'une affection bacillaire laryngée, afin qu'ils se soignent et ne débilitent pas davantage leur organe qui se trouve dans un état d'infériorité.

Mieux vaut prévenir le malade, car la guérison est susceptible de s'effectuer si la lésion est encore circonscrite.

Il ne faut pas que les phtisiques vivent d'espoir et d'illusions ; nous devons leur donner les soins nécessaires pour amener leur guérison.

Recherchons le début d'une tuberculose laryngée ou pulmonaire ; ne les traitons pas de mal de gorge banal ou de bronchite insignifiante, mais mettons le malade en éveil afin que, se tenant sur la défensive, il puisse sortir vainqueur dans la lutte contre le bacille, et de la sorte nous ne verrons pas autant de malheureux s'acheminer vers la cachexie, faute d'un traitement institué à temps.

Nous avons rencontré un grand nombre de malades se plaignant de laryngite et qui étaient porteurs de cavernes sans le savoir. On n'avait certainement pas osé les avertir huit mois, un an ou deux avant qu'ils étaient atteints de tuberculose.

Nous avons pensé faire œuvre utile en publiant ce travail, qui est le résumé des recherches auxquelles nous nous sommes livré au cours des années 1902, 1903 et 1904.

Nos expériences et les résultats cliniques sont exposés avec toute impartialité, et nous n'avons poursuivi d'autre but que celui d'indiquer un traitement facile, d'une innocuité parfaite et nous ayant toujours donné des résultats très satisfaisants.

La partie chimique et bactériologique de ce travail a été faite au laboratoire de M. Émile Labbé, docteur en pharmacie, dont la compétence en ces questions nous a permis de mener à bien ce travail.

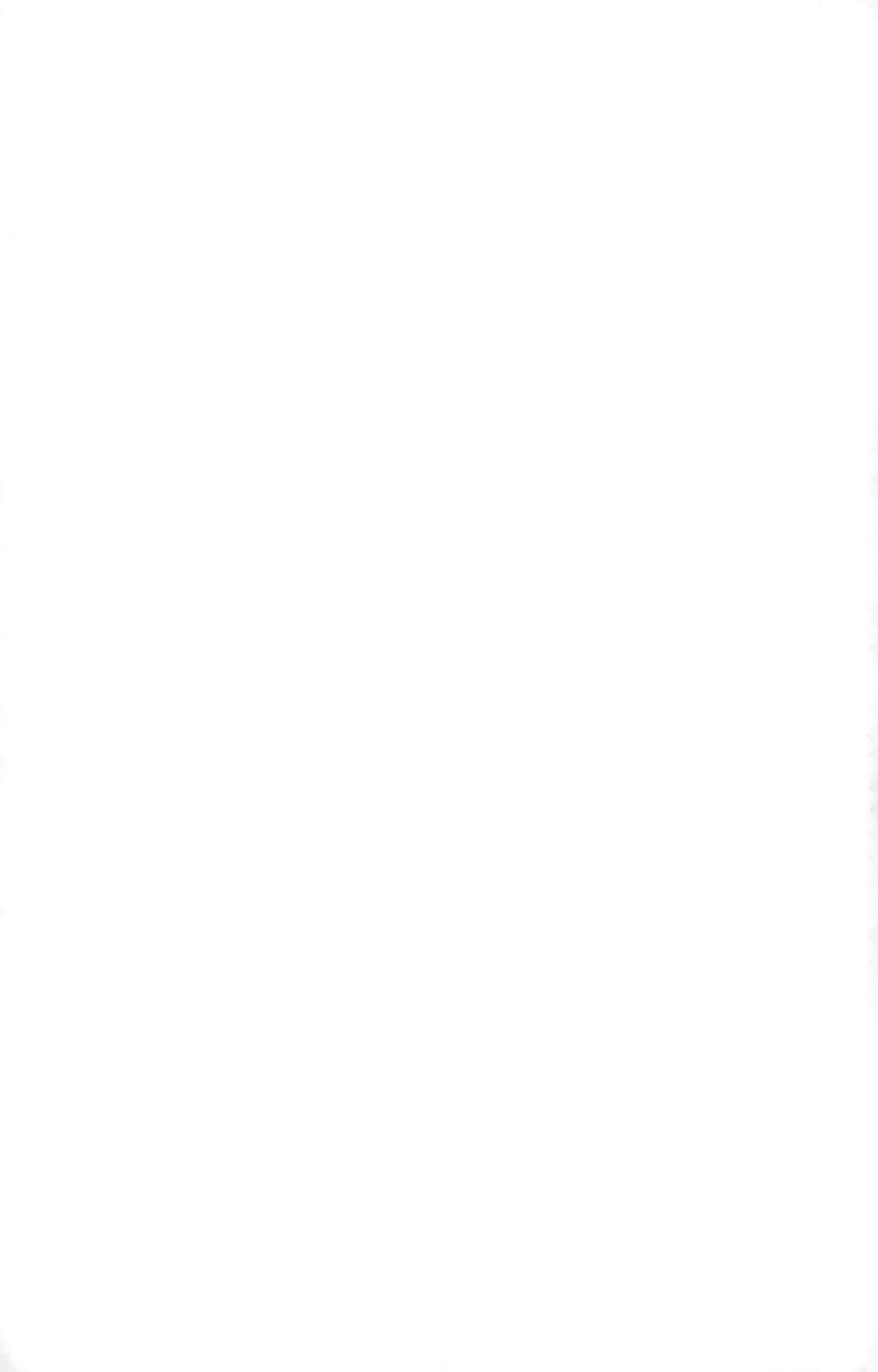

Résol

Le corps auquel nous avons donné le nom de *Résol* provient de la combinaison d'un alcool isocampholique avec un phénol.

Il offre comme caractéristique de posséder des réactions phénoliques, entre autres la formation de quinones colorées, par oxydation.

Nous le considérons comme un éther isocampholique d'un phénol faisant fonction d'acide.

Caractères. — Le résol obtenu par cristallisation lente dans l'alcool à 90° se présente sous forme de cristaux blancs, secs, à odeur *sui generis*, en prismes longs, plats, et taillés en biseaux.

D'une saveur chaude et âcre, il produit sur la muqueuse pituitaire une sensation légère de brûlure bientôt suivie d'un bien-être sensible au point de vue de la perméabilité des fosses nasales.

Densité à 15° = 1,1627.

Répond à la formule $C^{46}H^{70}O^2$.

Neutre au tournesol; réduit la liqueur de Fehling.

L'acide azotique le dissout et donne à chaud une coloration rouge cerise.

Avec So^4H^2 et l'acide acétique, on obtient un précipité couleur saumon.

Les hypochlorites donnent une coloration rose fugace cédant à une coloration jaune persistante.

So^4H^2 le colore en jaune orange, qui passe à chaud au rouge brun et la soude le décolore.

HCl donne un précipité blanc.

Les hypobromites donnent une coloration jaune verdâtre et précipitent.

En solution alcoolique, il donne avec le perchlorure de fer une coloration verte.

Le *résol* est presque insoluble dans l'eau (environ 2 pour 1000).

Insoluble dans la glycérine et l'huile de vaseline, il est, dans l'huile d'olive, soluble jusqu'à 12 0/0 ; très soluble dans l'alcool et dans l'éther.

Pouvoir antiseptique.

Dans la question qui nous préoccupait, afin de rechercher quel pouvait être le pouvoir antiseptique du résol vis-à-vis du bacille de Koch, nous fûmes amenés, à cause du faible degré de solubilité de ce nouveau corps dans l'eau, à en faire l'incorporation à un milieu solide.

La culture sur pommes de terre se prêtait merveilleusement à cet usage. Des pommes de terre, après cuisson prolongée, furent réduites en fine purée et on y ajouta de la glycérine dans la proportion de 5 0/0.

Une solution alcoolique de résol fut incorporée à cette purée par un long broyage dans un mortier de façon à donner les proportions indiquées plus loin. Puis on répartit ces milieux dans 10 larges tubes à essai, de manière à former ultérieurement une culture sur plan incliné. Deux tubes témoins ne contenaient que de la purée glycérinée.

Le tout fut mis à l'autoclave et stérilisé à la température de 110° pendant vingt minutes.

Une culture pure de bacille de Koch sur gélose nous servit pour l'ensemencement. Les cultures furent ensuite soumises à une température de 31°. Trois jours plus tard, les deux tubes témoins nous montrèrent une culture en évolution, et huit jours plus tard ils donnaient une culture brun chocolat très abondante.

Voici maintenant ce que nous avons constaté sur les autres tubes.

Le III montrait une culture peu abondante d'un gris sale.

Le IV offrait une belle culture chocolat.

Le V et le VI ne cultivèrent que légèrement en grisaille.

Le VII n'avait rien donné.

Le VIII, faible culture.

Les tubes IX, X, XI, XII, ne présentèrent absolument aucune trace de culture.

Ainsi qu'il est facile de s'en rendre compte, des doses faibles de 1/1000, 2/1000, avaient suffi pour retarder le développement du bacille de Koch.

A 5/1000, une fois, le bacille ne put se développer, et sur l'autre tube il n'eut qu'une culture misérable.

Quant aux doses relativement élevées de 1 0/0, 5 0/0, elles empêchent totalement le bacille tuberculeux de se développer.

Après un résultat si favorable, nous tentâmes des essais sur bouillon peptonisé et glycériné, sur lequel nous avons pu utiliser le faible degré de solubilité du résol dans l'eau.

Seuls, les témoins cultivèrent en un beau voile.

Sur bouillon, une dose de 1/1000 avait suffi pour empêcher tout développement, alors que sur pomme de terre il avait fallu atteindre 5 et même 10 pour 1000.

Culture sur pomme de terre glycérinée.

I	témoin			
II	témoin			
III	1 de résol	pour	1000	de purée glycérinée
IV		»	»	»
V	2	»	»	»
VI		»	»	»
VII	5	»	»	»
VIII		»	»	»
IX	1	»	100	»
X		»	»	»

XI	5 de résol pour		100 de purée glycérinée	
XII	»		»	»

Cultures sur bouillon peptonisé et glycériné.

I	1	»	1000 de	bouillon
II	2,50	»	»	»
III	5	»	»	»
IV	témoin			
V	témoin			

En résumé : *Le pouvoir antiseptique du résol est considérable et son action sur le bacille de Koch est manifeste.*

Le pouvoir antiseptique du résol nous étant nettement démontré nous avons, avant toute autre recherche, voulu nous renseigner sur sa toxicité et à ce sujet nous nous sommes servis de lapins et de cobayes.

Recherche de la Toxicité.

Les expériences suivantes nous ont démontré la non toxicité du résol, qui, de plus, *n'est pas caustique.*

Les injections d'huile résolée qui ont été faites à divers animaux n'ont produit localement aucune rougeur, jamais d'abcès.

Ces piqûres ne sont nullement douloureuses. Le seul inconvénient que l'on pourrait reprocher à ces injections d'huile, c'est la persistance d'un nodule, pendant un temps assez long, quelquefois huit jours, pour un centimètre cube, temps nécessaire pour que l'huile soit émulsionnée, émulsion qui est la condition essentielle de son absorption.

Mais je le répète, ceci n'est qu'un léger inconvénient, car cette tuméfaction huileuse n'est pas douloureuse et ne gêne en rien les injections suivantes.

De plus, elle ne se produit que lorsque l'injection n'a pas été franchement sous-cutanée.

Nous nous sommes servis d'huile d'olive lavée à l'alcool, stérilisée.

I. — Lapin de 1.260 grammes, auquel on injecte 0,035 de résol par kilogramme de matière vivante.

II. — Lapin de 1.255 grammes, auquel on injecte pendant onze jours la quantité globale de 0,405 de résol par kilogramme.

III. — Lapin de 1.250 grammes, auquel on injecte de deux en deux jours en six piqûres une somme de 1,360 de résol par kilogramme.

IV. — Cobaye de 430 grammes, auquel on injecte en une piqûre 0,523 de résol par kilogramme.

V. — Lapin de 2.150 grammes, auquel on injecte 0,090 par kilogramme.

VI. — Cobaye de 680 grammes, qui eut en une seule fois *un gramme* par kilogramme.

Tous ces animaux n'ont manifesté aucun trouble. Nous n'avons pas cherché ce qu'auraient pu produire des doses plus élevées, car, thérapeutiquement, les doses employées n'atteignent jamais ces chiffres.

En résumé : *Même à haute dose (un gramme de résol pour un kilogramme de matière vivante) le résol n'est nullement toxique.*

Première série d'Expériences.

Dans une première série d'expériences, qui ont porté sur sept cobayes plus un témoin, nous avons procédé de la façon suivante :

Une culture tuberculeuse sur *bouillon* peptonisé fut agitée pour en briser le voile. Il fut prélevé pour chaque cobaye un centimètre cube de ce bouillon, qui fut injecté à l'animal à la région abdominale préalablement rasée et aseptisée.

Expérience I.

Deux cobayes sont choisis ; l'un d'eux reçut sans interruption tous les jours 0,10 de résol par kilogramme de matière vivante.

Trois semaines après, il avait gagné 40 grammes.

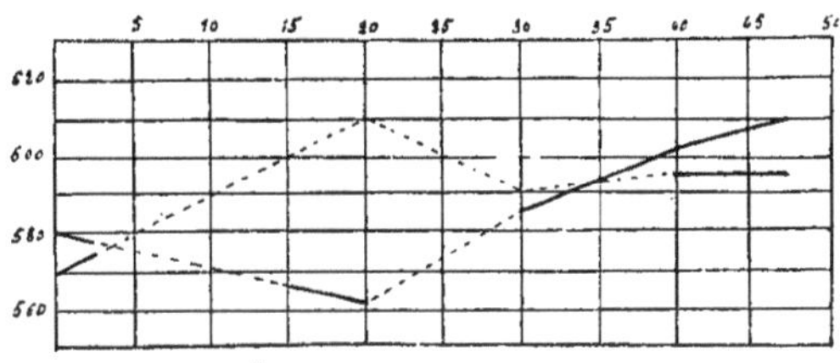

TABLEAU 1 (1).

(1) Dans tous les graphiques, les chiffres des abscisses désignent en grammes le poids de l'animal ; ceux en ordonnées indiquent le nombre de jours d'inoculation ; le pointillé indique les périodes de traitement et le trait plein, les périodes de repos.

Le deuxième cobaye reçut pendant les quinze premiers jours la même proportion de résol ; trois semaines plus tard, il perdait le 1/28 de son poids. Il fut alors repris pendant dix jours. Du vingtième au cinquantième jour, ils reprirent et dépassèrent de beaucoup leur poids primitif.

Expérience II.

Deux cobayes furent injectés biquotidiennement avec 0,05 de résol par kilogramme de matière vivante, pendant trente-cinq jours.

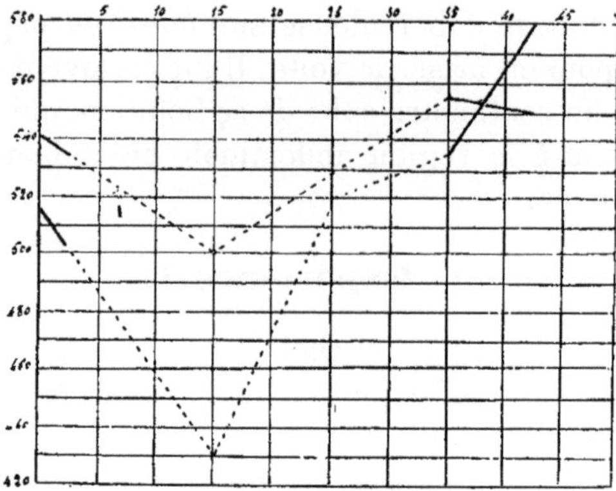

TABLEAU 2.

Quinze jours après l'inoculation, l'un perdit le 1/14 de son poids ; l'autre le 1/6, puis ils augmentèrent ensuite considérablement.

Expérience III.

On choisit deux cobayes auxquels on injecta tous les jours 0,01 de résol par kilogramme de matière vivante, mais on augmentait chaque jour de 0,01 par kilogramme d'animal. Lorsqu'on eut atteint un maximum correspondant à 0,10 par kilogramme d'animal, on alla en décroissant les doses de 0,01 par kilogramme d'animal et par jour.

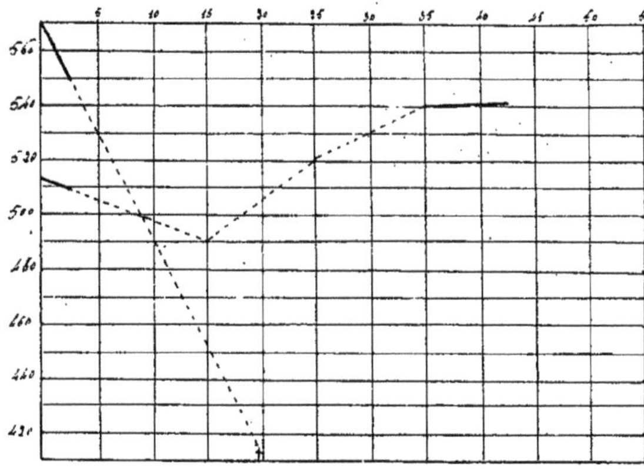

TABLEAU 3.

Le quinzième jour de l'inoculation, l'un avait perdu le 1/17 de son poids, l'autre le 1/5 et périt le vingtième jour. Le premier cobaye reprit sa courbe ascendante.

Expérience IV.

Un cobaye fut soumis aux injections de résol pendant huit jours, avec 0,10 de résol par kilogramme d'animal, puis le huitième jour il fut inoculé.

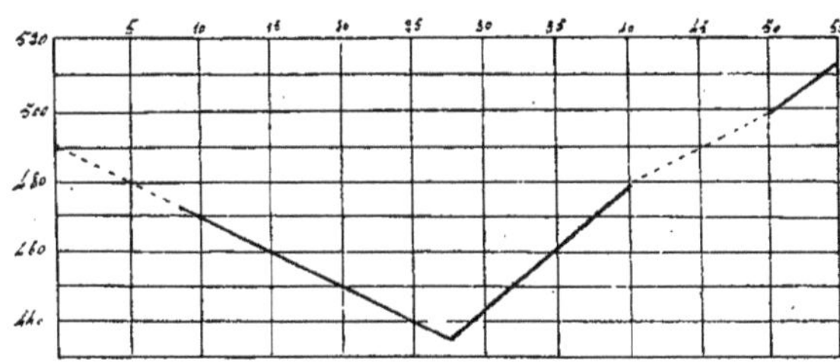

TABLEAU 4.

Trois semaines après l'inoculation, il avait perdu le 1/9 de son poids, mais après il engraissa très régulièrement.

Le témoin mourut le vingt et unième jour de l'inoculation ; il avait perdu 145 grammes, soit plus du 1/4 de son poids.

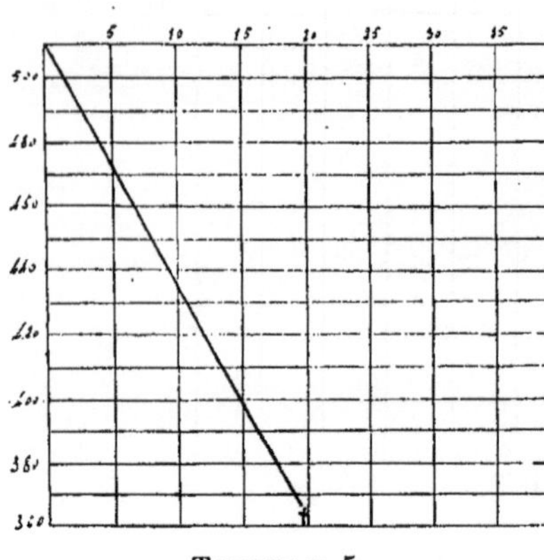

Tableau 5.

Ces quatre expériences nous mettent en présence d'animaux ayant été profondément infectés : ils étaient tristes, ne mangeaient plus leur nourriture, ne présentaient plus leur vivacité habituelle.

Tous ont maigri jusqu'au quinzième ou au vingtième jour, mais ce laps de temps écoulé, leur courbe de poids a repris son mouvement ascensionnel jusqu'au cinquantième jour, après lequel j'ai cessé l'expérience.

Il y a là plus qu'une coïncidence, l'infection ayant terrassé un animal témoin en vingt et un jours, et un cobaye de l'expérience III ayant succombé lui-même malgré son traitement, dans le même temps, tous deux avec un amaigrissement extrême.

Nous avons voulu qu'une deuxième série d'expériences vînt confirmer les résultats que nous venions d'obtenir.

Mais au lieu d'injecter du bouillon contenant quelques bacilles et leurs toxines, nous avons donné la préférence à une culture prise sur gélose, que nous demandâmes au laboratoire de la Pharmacie centrale de France.

Deuxième série d'Expériences.

Tous les cobayes qui appartiennnent à cette série ont été inoculés à la cuisse droite avec une culture pure de bacille de Koch *sur gélose*, introduite à la faveur d'une incision intéressant jusqu'au tissu musculaire.

Expérience V.

Cette expérience a porté sur trois cobayes mâles. Ils ont été traités par des injections sous-cutanées de résol, de 0,10 par kilogramme de matière vivante. Sur les graphiques, on trouve les époques de traitement en pointillé, comme sur les courbes précédentes.

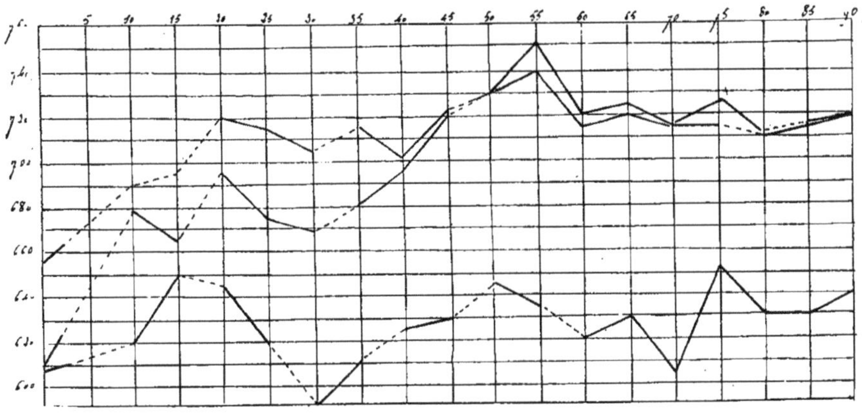

TABLEAU 6.

Ils ont été sacrifiés le quatre-vingt-dixième jour de l'inoculation. L'un présentait quelques rares tubercules aux poumons, rien ailleurs (c'est le cobaye de 610 grammes). Il avait eu un ganglion très net, vingt-deux jours après l'inoculation ; le point où cette dernière avait été faite offrait une légère tuméfaction au douzième jour.

Le deuxième cobaye eut un ganglion énorme le dixième jour. Au point d'inoculation s'est développé, à partir du troisième jour, une petite tuméfaction acuminée qui semblait devoir arriver à la suppuration. Le treizième jour, cette tuméfaction a diminué de hauteur mais s'élargit.

A l'autopsie, les poumons ont de très rares tubercules, et le foie en a quelques-uns au lobe gauche.

Le troisième cobaye, celui de 607 grammes, eut un ganglion le douzième jour ; à cette date le point inoculé était légèrement gonflé.

A l'autopsie, je n'ai vu à la loupe que 4 ou 5 granulations aux poumons.

Expérience VI.

Les deux cobayes dont on se servit furent deux femelles. Celle de 855 grammes eut au point d'inoculation, le troisième jour, une tuméfaction qui suppura à partir du cinquième jour. Le lendemain de son inoculation, elle mit bas un cobaye à terme, c'est ce qui explique la chute de poids si considérable. Sacrifiée le soixante-dixième jour, on trouva de nombreuses granulations au foie et aux poumons.

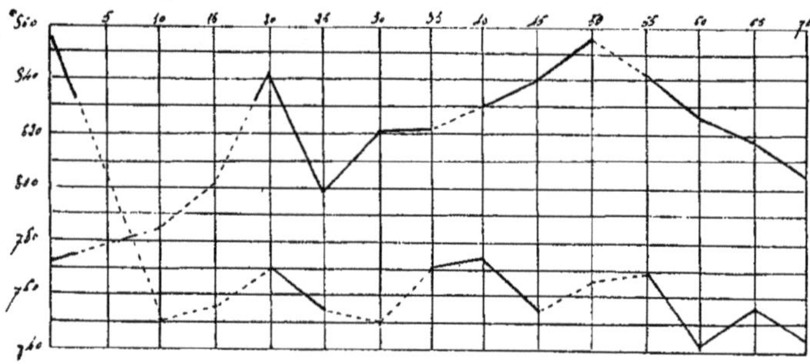

Tableau 7.

La deuxième femelle eut un ganglion le dixième jour, et un abcès suppurant abondamment. Sacrifiée au soixante-dixième jour, on trouva des tubercules à la rate, au foie et aux poumons.

Ces deux cobayes avaient eu pendant leur période de traitement 0,01 de résol par kilogramme d'animal.

Expérience VII.

Deux cobayes mâles, qui pendant leurs traitements ont eu 0,01 de résol par kilogramme d'animal, en augmentant chaque jour de la dose initiale, furent abandonnés quand on fut arrivé à une dose élevée (0,10 par kilogramme de matière vivante).

Le cobaye de 870 grammes eut un ganglion énorme le dix-septième jour. Sacrifié le quatre-vingt-dixième on lui trouva un petit ganglion à chaque aine ; le foie, la rate, les reins semblaient indemnes de toute lésion ; aux poumons, la loupe nous montre 5 ou 6 granulations grises.

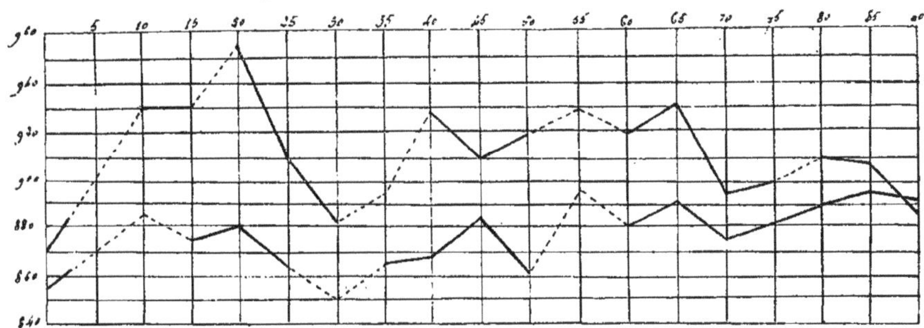

Tableau 8.

Le deuxième cobaye eut, le sixième jour, un petit ganglion qui devint énorme le treizième.

Sacrifié le quatre-vingt-dixième jour, à l'autopsie on trouve deux ganglions rétro-lombaires ; au foie de très rares granulations ; la rate n'avait rien, de même les reins ; aux poumons, fines granulations visibles à la loupe.

Expérience VIII.

Quatre cobayes, deux femelles et deux mâles, ayant eu à chaque traitement 0,05 de résol par kilogramme de matière vivante.

Une femelle eut un ganglion le quatorzième jour ; elle fut sacrifiée le quarantième jour. A l'autopsie, ganglions aux deux aines, plus volumineux cependant du côté inoculé ; deux ganglions lombaires assez gros.

Reins, de rares granulations grises.

Foie, criblé de granulations.

Poumons, à la section quelques granulations.

L'autre femelle eut un ganglion le quatorzième jour et fut sacrifiée le quatre-vingt-dixième ; on trouve des ganglions petits. Le foie avait de nombreux tubercules et les poumons une assez grande quantité de granulations.

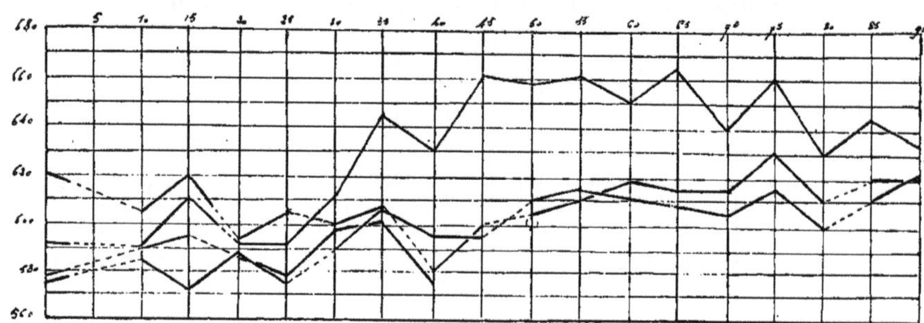

TABLEAU 9.

Un mâle, celui de 592 grammes, eut un ganglion le quatorzième jour, on le sacrifie le quatre-vingt-dixième ; les poumons sont farcis de tubercules, et au foie on en relève un grand nombre sur un centimètre carré.

Le second mâle, de 620 grammes, eut un gros ganglion le vingt-troisième jour, on le sacrifie le quatre-vingt-dixième jour ; on ne trouve que quelques granulations aux poumons.

Le cobaye qui nous a servi de témoin avait eu un ganglion très net le vingtième jour, il fut sacrifié le quatre-vingt-dixième : à l'autopsie, on trouve dans chaque aine trois ganglions gros comme des pois : les reins avaient de nombreux tubercules, de même que le foie ; quant aux poumons, il étaient farcis de tubercules, dont quelques-uns de la grosseur d'une tête d'épingle. L'amaigrissement de l'animal était considérable.

Nous avions un deuxième témoin, mais malheureusement son poids ne fut pas pris avec exactitude, aussi ne donnons-nous pas son graphique ; sacrifié à la même époque que le cobaye précédent, on trouve les reins et le foie criblés de tubercules ; de même les poumons : le poumon gauche avait en outre une adhérence de la moitié de sa paroi thoracique

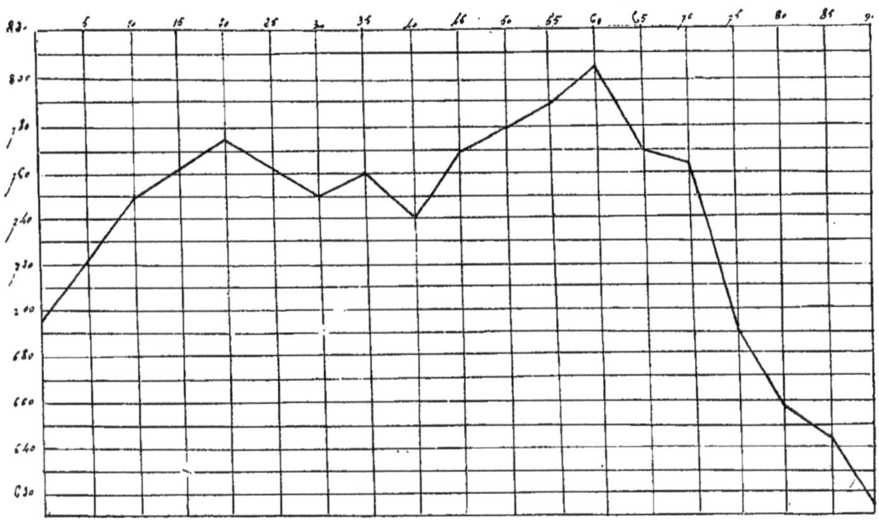

TABLEAU 10.

Conclusions.

Quelles conclusions nous est-il permis de tirer de ces expériences ?

Les animaux ont été soumis à trois doses différentes de médicament, et cela pendant des périodes plus ou moins fréquemment répétées.

Ceux qui, comme dans la cinquième expérience, ont eu la plus forte quantité de résol et pendant cinq ou six périodes durant les trois mois de leur observation, ne nous ont permis de voir à leur autopsie que de rares lésions tuberculeuses, et si nous jetons les yeux sur la courbe de leur poids, nous remarquons que tous ont dépassé et se sont maintenus au-dessus de leur poids initial.

Les cobayes de la sixième expérience, qui n'eurent que la plus faible quantité de résol, nous montrèrent des lésions bacillaires plus étendues et plus généralisées : l'un avait perdu légèrement de son poids initial et le second dépérissait depuis une vingtaine de jours.

Dans les autopsies de la septième expérience, les cobayes qui avaient eu une dose faible, mais croissante, ne présentaient que des lésions insignifiantes par comparaison aux précédents et leur courbe de poids est encourageante.

A la huitième expérience, on donna bien, il est vrai une quantité moyenne et raisonnable de résol, mais chez trois des animaux, les périodes de traitement furent par trop insuffisantes en nombre ; aussi avons-nous eu là des lésions bacillaires nombreuses et avancées, plus que dans la sixième expérience où la dose, quoique faible, avait été fréquemment répétée ; le quatrième cobaye, qui eut de plus fréquentes injections, n'eut que quelques granulations aux poumons.

Le résol a donc une action contraire à l'évolution et au développement du bacille de Koch ; cette action est manifeste chez les cobayes et est d'autant plus prononcée que la dose est plus élevée ou plus fréquemment répétée.

Résultats cliniques.

Dans le chapitre suivant, nous donnerons le résumé de cinq observations prises sur des malades de notre cabinet du Mans. Ces malades ont été soumis méthodiquement et d'une façon régulière à notre traitement, aussi les donnons-nous comme des cas types dans lesquels on trouvera les phases successives qui ont été parcourues pour arriver soit à la guérison, soit à une amélioration extraordinaire.

Observation I.

Le nommé A..., exerçant la profession de charron, est âgé de trente et un ans ; il nous est envoyé le 16 septembre 1903 par un de nos confrères du Mans, pour une laryngite que rien n'améliore.

Le malade nous raconte que son enrouement date d'un an, très exactement de septembre 1902 ; en janvier 1903, il alla consulter, on diagnostiqua un catarrhe.

En avril, l'examen des crachats fut négatif. Antérieurement, le malade avait eu une pleurésie.

Les poumons présentent des lésions bacillaires, au deuxième degré.

Il y a quelques mois, vers le printemps, il y eut perte de l'appétit, de la diarrhée, des sueurs nocturnes, un amaigrissement considérable ; alors A... fut envoyé faire un séjour à la campagne.

A l'examen laryngoscopique, je trouve une corde vocale droite, rouge, ulcérée vers l'épiglotte; la corde vocale gauche est ulcérée sur presque toute son étendue; elles ne se joignent pas, la gauche surtout reste en arrière de la ligne médiane. Les régions santoriniennes sont d'un rouge foncé.

Les autres parties du larynx ainsi que le voile du palais sont très pâles.

Le poids du malade est de 54 kilos.

Comme traitement, j'ordonne des pulvérisations au menthol et à l'eucalyptus.

Le *25 septembre*, commencement des injections de résol, le malade s'étant enfin décidé à suivre ce traitement. Tous les deux jours, on fait pendant quinze minutes une pulvérisation, avec une solution composée comme suit :

Résol cristallisé . .	1
Alcool à 90°	10
Eau distillée	100

puis une injection à la paroi de l'abdomen de 5 cmc. d'huile résolée à 1/10.

Le *8 octobre*, on cesse le traitement; il y a eu huit piqûres.

Les cordes vocales sont grises ; l'espace interaryténoïdien est pâle; les aryténoïdes ont perdu de leur rougeur; il y a sur l'aryténoïde droit une petite excroissance papillomateuse.

Le poids du malade est de 56 kilos.

Je vois A... le *4 novembre*, l'état est le même, le poids atteint 57 kilos.

Le *9 novembre*, les régions aryténoïdiennes et santoriniennes sont rouges ; alors le malade reprend son traitement.

Le *25 novembre*, on cesse ; il y a eu sept piqûres et le malade n'en veut plus d'autres.

Je constate alors que tout le larynx est pâle, la rougeur ary et santorinienne n'existe plus ; les cordes vocales sont de couleur normale, sauf les bords qui sont rouges : l'excroissance papillomateuse est stationnaire.

Voix rauque.

Poids : 57 kil. 500.

En *janvier 1904*, le malade, qui avait recouvré sa voix, a fait des excès en décembre et il me revient totalement aphone.

7 janvier, poids : 58 kil. 500.

On reprend les pulvérisations de résol et les piqûres.

13 janvier, replis aryépiglottiques de couleur rosée et sillonnés de petites veinules. Il n'y a pas de gonflement. La petite excroissance papillomateuse a disparu. Cordes rose pâle irrégulières.

23 janvier, cessation du traitement; il y a eu sept piqûres. Le larynx est d'assez belle apparence. Dans la phonation qui est encore rauque, les cordes se rapprochent et se joignent beaucoup mieux.

Il n'y a pas de fièvre, de rares sueurs nocturnes, le malade prend de l'embonpoint, tousse peu, mais expectore de grosses mucosités gris sale épaisses.

7 mars, poids : 59 kilos.

Pas de toux, pas d'expectoration, ni fièvre, ni sueurs.

Depuis je ne revois plus ce malade et, dans le courant du mois de juin, me trouvant à une réunion de confrères, j'eus une communication orale de mon confrère et ami le docteur Dieu, qui eut occasion de voir le patient et qui me déclara que pour sa part il le jugeait guéri.

Le *25 août*, A... est venu me voir et je constate un état très florissant. La voix est très sensiblement améliorée, les cordes vocales sont cicatrisées.

Observation II.

Le *6 mai 1904*, Mme G..., quarante-deux ans, vint nous consulter pour une extinction de voix datant d'un an.

Son père mourut à trente-deux ans d'un chaud et froid. Elle-même eut deux enfants qui périrent de méningite.

Le poumon droit présente des lésions tuberculeuses à la deuxième période ; à gauche, il y a des lésions encore plus avancées.

Par la laryngoscopie, je trouve le repli aryépiglottique gauche très infiltré, la bande ventriculaire du même côté est aussi infiltrée ; elle masque totalement la corde sous-jacente.

La malade accepta le traitement au résol que je lui proposai, et elle le suivit régulièrement à partir du *14 mai*.

Il y avait un amaigrissement considérable : le poids était descendu à 41 kilos 490. Les sueurs étaient profuses, la douleur à la déglutition épouvantable.

Six jours après le début des pulvérisations et des piqûres, l'appétit devient de meilleur en meilleur, le larynx est indolore et la malade mange de la viande, des œufs, du pain qu'elle ne mangeait plus depuis six mois.

Le premier traitement prit fin le *10 juin* : à ce moment il n'y avait plus de toux ni d'expectoration. L'état du larynx était stationnaire ; le poids s'était élevé : 41 kilos 755.

Je revois la malade le *6 juillet* ; son poids atteint 42 kilos.

Du *8 juillet au 5 août*, deuxième période de traitement ; le *22 juillet* l'aryténoide droit est gonflé et il y a de l'odynophagie ; je fis des injections intralaryngiennes d'huile résolée et cinq jours plus tard il n'y avait plus rien.

Il m'est impossible d'empêcher la malade de priser et à chaque examen je trouve l'endolarynx couvert d'un semis de grains de tabac, ce qui n'est certes pas fait pour améliorer son état.

A la fin du traitement, le poids est à 42 kilos 500. L'appétit se maintient, il n'y a plus de toux, plus de crachats et les sueurs sont rares ; la bande ventriculaire gauche un peu gonflée gêne encore la phonation qui n'est pas parfaite.

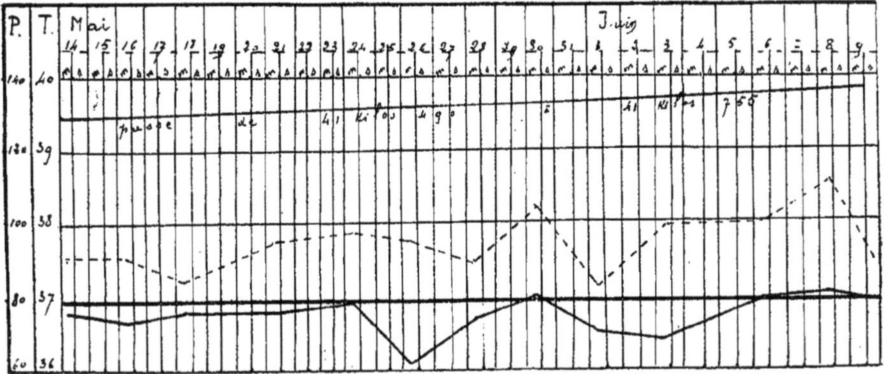

TABLEAU 11.

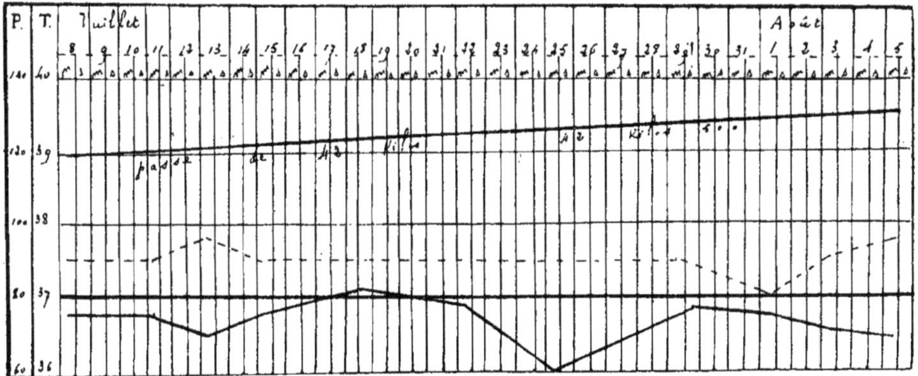

TABLEAU 12.

Observation III.

Le nommé Albert H..., quarante-deux ans, employé à la compagnie des chemins de fer de l'Ouest, vient nous consulter en mai 1904, pour de l'enroûment et de l'otorrhée.

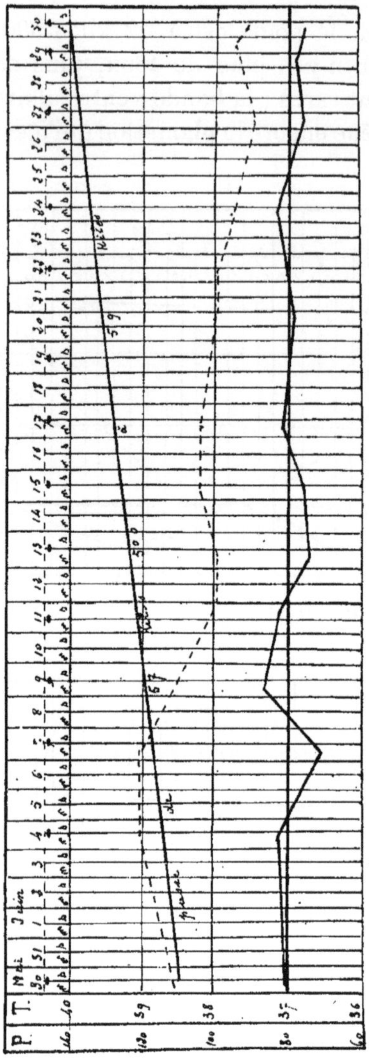

Il nous raconte que, dans le courant de l'hiver 1902, il eut un « chaud et froid » et que depuis mars 1904 il maigrit beaucoup ; les sueurs, la nuit, sont effrayantes : sa femme lui change jusqu'à trois fois sa chemise, le matelas est souvent inondé; une diarrhée incessante le tourmente.

L'oreille droite coule depuis quatre mois; il y a un polype du marteau et une cophose complète.

Le poumon gauche est à la première période et le droit à la deuxième.

La toux est continuelle et l'expectoration abondante.

TABLEAU 13.

H... pesait en *février*

65 kilos, et le *30 mai*, époque à laquelle il fut traité, il pesait 57 kilos 500. Dix-huit jours après le début des piqûres, les sueurs et la diarrhée cessèrent définitivement.

1er juillet, j'arrête le traitement; le poids est de 59 kilos.

20 juillet, H... vient me revoir; il pèse 61 kilos 500, son pouls est à 88, la température à 36,7.

Les poumons sont encore un peu mats, et on entend quelques râles des deux côtés.

Plus d'expectoration.

Plus de sueurs nocturnes.

La diarrhée s'est manifestée à de rares intervalles.

Le malade a une toux sèche tenant à sa laryngite.

L'oreille gauche à son tour coule depuis le 10 juin.

27 juillet, oreille droite entend le diapason UT^4, près du pavillon, il y a eu ablation à l'anse de trois polypes, l'écoulement est peu abondant, non fétide; à l'aide d'un insufflateur de Kabierske, on insuffle tous les deux jours de la poudre de résol.

1er août, poids 62 kilos.

Pouls 88, température 36,8.

Le 1er septembre est terminée une deuxième période de traitement pendant laquelle la température oscille entre 36,2 et 36,9. Le pouls est à 90 de moyenne. Le poids atteint 62 kilos 500, qui je crois sera l'optimum.

L'oreille droite entend la voix haute à 0 m. 20, le diapason à 0 m. 15.

L'oreille gauche entend la voix murmurée à 0 m. 70; la voix basse à 0 m. 10; la voix haute à 4 mètres.

Observation IV.

Edgard D..., quarante ans.

Je fus appelé le 8 juin 1904 par un confrère des environs du Mans afin de donner mon avis sur un malade souffrant d'une laryngite, et venant dernièrement de Paris pour se reposer.

Je trouvai un malade aphone, dans un état de dyspnée extraordinaire, et toussant et crachant sans cesse.

L'état de sa poitrine était alors le suivant : des deux côtés la respiration rude et soufflante, avec submatité et expiration prolongée à droite, un peu partout quelques râles humides venant par bouffées. La toux ne date que d'une semaine et on aurait remarqué dans les crachats quelques stries sanguinolantes.

J'examine, non sans peine, le larynx, car le malade se refuse tout d'abord à tout examen, et son réflexe pharyngien est extrême. Chemin faisant, je constate une pâleur anormale du voile du palais et du pharynx : l'épiglotte est pâle sans gonflement ; les cordes vocales sont rouges et irrégulières ; il y a une infiltration de l'espace interaryténoïdien.

L'aphonie date de six mois et maintenant le malade a de l'odynophagie à cause de son larynx qui le fait souffrir horriblement.

Questionnant la mère du patient, j'apprends qu'il maigrit considérablement depuis sept à huit mois, et que la nuit les sueurs sont profuses.

Le père mourut à quarante-sept ans, bacillaire ; une sœur du malade mourut à six ans, bacillaire ; un frère a été soigné pour une affection des poumons que je présume être bacillaire, car il fut soumis au grand air et à la suralimentation.

D'un commun accord avec mon confrère, nous ordonnons le traitement coutumier de la tuberculose pulmonaire et des pulvérisations au menthol.

Le 27 *juin*, je suis demandé par un confrère et ami du Mans en relations avec la famille du malade, il vient me chercher pour cet infortuné qui est de plus en plus gêné par son larynx.

Les poumons sont en voie de ramollissement, expectoration abondante de crachats nummulaires, la laryngoscopie est impossible.

De suite je propose et commence le traitement avec des injections sous-cutanées d'huile résolée à 1/10.

La température est à 38,9 ; le pouls à 115.

3 juillet, le malade étant moins oppressé, nous pûmes l'examiner plus longuement et nous trouvâmes un souffle net d'insuffisance aortique.

8 juillet, la toux est moins fréquente, les crachats se modifient.

9 juillet, le patient nous annonce que son larynx est indolore et lui permet la déglutition.

10 juillet, nous trouvons D... étendu dans la position horizontale, il dort maintenant, lui qui, depuis un mois, était nuit et jour assis dans un fauteuil la tête appuyée sur une table, en avant.

20 juillet, l'appétit est excellent et trois repas sont faits par jour.

21 juillet, la toux ne se reproduit qu'à de rares intervalles, les crachats qui étaient nummulaires et épais sont devenus fluides.

Il y a dans la plèvre droite un épanchement remontant jusqu'à la pointe de l'omoplate ; on institue la révulsion et le 27 *juillet* il était presque totalement résorbé.

Je cesse les piqûres de résol. Il n'y a plus de crachats, plus de sueurs, la voix est faible et éteinte. Il y a encore des râles au sommet du poumon droit et à la pointe de l'omoplate.

Depuis dix jours la température est normale et le pouls à 90.

Le malade semble très bien, il se tient debout, droit, a repris son entrain, et mange énormément ; en un mot on ne le croirait pas guéri d'une si terrible épreuve.

9 août, D... vient chez moi me consulter avant de partir le lendemain pour la campagne. Il m'a été totalement impossible de faire la laryngoscopie malgré la cocaïne ; les poumons sont dans un état d'amélioration que je n'attendais pas et un panicule adipeux commence à recouvrir les os de cet infortuné.

Je ne puis donner sa courbe de poids n'ayant pu le faire peser au début du traitement alors qu'il se tenait à la chambre.

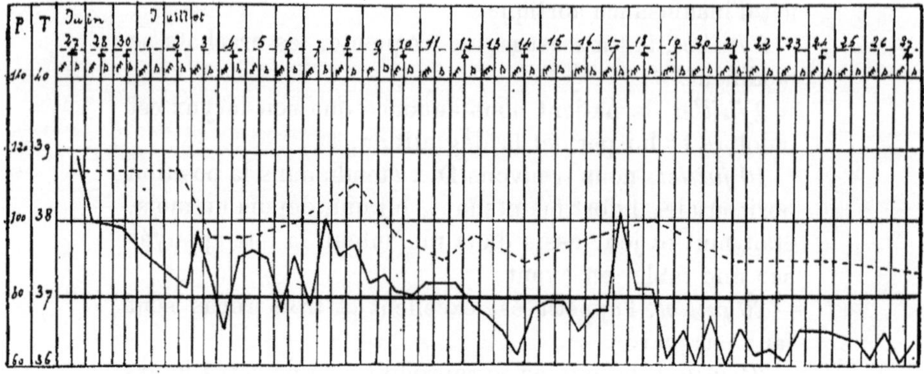

Tableau 14.

Observation V.

Le nommé V..., âgé de vingt-six ans, est venu nous consulter le 17 février 1904 pour une aphonie complète et une dysphagie très pénible.

Depuis deux ans, la laryngite qui le tourmente ne fait que croître, et, à partir de l'automne dernier, il a la nuit d'abondantes sueurs.

La déglutition douloureuse et de plus en plus difficile lui a causé un amaigrissement considérable.

Les sommets des deux poumons sont mats et on y entend quelques crépitements.

L'expectoration est modérée, mais la toux fréquente.

L'examen au laryngoscope est pratiqué et nous montre une épiglotte en turban, ulcérée à son bord supérieur gauche. Le repli aryténoépiglottique du côté droit est fortement infiltré.

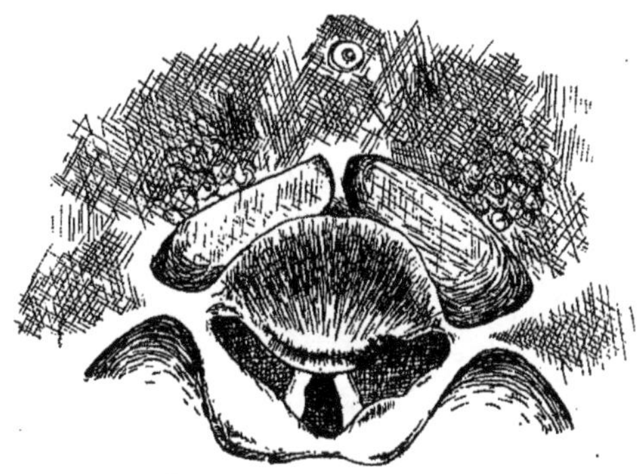

FIGURE I.

Les cordes vocales ne sont que difficilement visibles vers leur extrémité postérieure.

Le malade pèse 56 kil. 500.

V... n'habitant pas au Mans et ne consentant qu'à demi à se faire faire des piqûres d'huile résolée, je lui conseillai de se faire quotidiennement des injections intralaryngiennes d'huile résolée à 1/10, selon la méthode que préconise Mendel.

22 avril. Je revois mon malade, il ne transpire plus la nuit, et son larynx est indolore ; aussi son appétit est-il excellent.

Poids : 64 kilos.

1er juillet. État stationnaire ; les injections intralaryngiennes, qui avaient été momentanément suspendues, sont reprises.

Poids : 69 kilos.

31 août. Mon malade vient me revoir et ce qui me frappe d'abord, c'est la netteté de sa voix et sa bonne mine ; il pèse en effet actuellement 71 kilos 500.

Il a donc eu en cinq mois une augmentation de poids de trente livres.

Les poumons ne présentent absolument rien d'anormal; il n'y a plus d'expectoration, plus de toux, les sueurs n'ont pas reparu depuis le mois d'avril.

L'examen laryngoscopique nous montre : des cordes vocales visibles dans toute leur étendue, légèrement

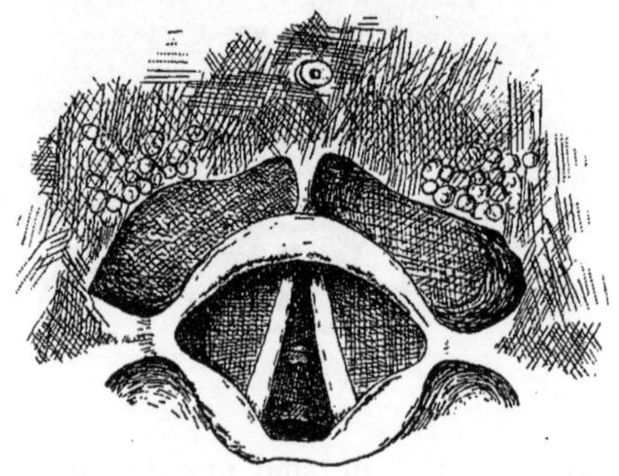

FIGURE II.

rosées ; les replis aryténoépiglottiques sont normaux, seule l'épiglotte est encore légèrement infiltrée et roidie.

Bien que ce malade n'appartienne pas à une série typique de traitement par injections sous-cutanées, j'ai cru devoir relater ce cas, afin que l'on puisse se rendre compte des résultats obtenus sur le larynx et l'état général des tuberculeux, par les injections intratrachéales d'huile résolée à 1/10.

Résumé.

Il ressort nettement de la lecture de ces cinq observations que le traitement par les injections sous-cutanées d'huile résolée amène promptement une sédation des principaux symptômes de la bacillose ; nous voyons *la toux* disparaître ou diminuer à partir du dixième jour du traitement, les *sueurs* et la *diarrhée* cesser vers le vingtième jour ; les *signes stéthoscopiques* se modifient depuis le quinzième jour et les *crachats* disparaissent vers la fin du traitement.

Quant aux signes locaux, le malade de la quatrième observation a un larynx indolore depuis le douzième jour. Le malade de la première observation a ses cordes vocales cicatrisées ; celui de la cinquième observation voit l'infiltration de son larynx céder au traitement. Les résultats obtenus sur les lésions locales vont donc de pair avec les améliorations de l'état général.

A la faveur de telles modifications, l'appétit reprend promptement et l'embonpoint prend sa revanche sur l'amaigrissement qui antérieurement augmentait sans cesse ; les patients se voient renaître à la vie et leur organisme disposant de ressources supérieures lutte victorieusement contre les attaques du bacille.

Le fait le plus intéressant dans ces diverses observations est l'élimination rapide du résol par les voies respiratoires. Nous avons constaté chez tous les malades, quinze minutes après l'injection d'huile résolée, l'odeur caractéristique du résol, dans l'air exhalé. Cette odeur persiste pendant sept heures.

Il est évident que la saturation des voies respiratoires par ce médicament antiseptique, dont nous avons vu d'autre part l'action directe sur le bacille de Koch, doit entraver considérablement l'évolution du bacille.

Ceci explique les améliorations remarquables que nous avons obtenues dans le traitement de nos malades.

Technique du traitement

de la Tuberculose des voies respiratoires par les injections sous-cutanées d'huile résolée

Tous les malades que nous traitons dans notre cabinet subissent tous les deux jours une séance de quarante minutes environ, pendant lesquelles ils reçoivent des pulvérisations à l'aide d'un pulvérisateur à chaudière; cette pulvérisation est prolongée pendant un quart d'heure et le liquide pulvérisé est le suivant :

Menthol cristallisé.	2	grammes
Résol cristallisé . .	2	»
Alcool à 90°	150	»
Eau distillée	300	»

Actuellement, une disposition spéciale est à l'étude, qui nous permettra de faire des inhalations médicamenteuses individuelles en faisant arriver un air chargé d'ozone en quantité variable.

Sortant de se faire pulvériser, les malades sont soumis à une révulsion prélaryngée et thoracique, soit à l'aide de l'électricité, soit à l'aide des multiples moyens de révulsion que nous possédons.

Enfin nous procédons à l'injection de cinq centimètres cubes d'huile résolée à 1/10.

L'huile que nous employons est de l'huile d'olive de qualité irréprochable; afin de la débarrasser des acides gras qu'elle contient, elle est lavée à l'alcool et décantée, puis un chauffage modéré chasse l'alcool qui pourrait rester. Mise en flacons de vingt centimètres cubes elle est stérilisée avec un soin minutieux.

N'ayant jamais eu aucun mécompte sur un grand nombre d'injections déjà faites, nous allons donner en détail le *modus operandi* que nous suivons.

Les différentes seringues mises dans le commerce sont d'un emploi qui ne laisse pas d'être parfois ennuyeux.

Éviter tout d'abord les seringues dont les joints et le piston sont en cuir, car ces garnitures se durciront, se racorniront à la stérilisation.

Se méfier aussi de celles aux joints de caoutchouc, car l'huile en est un excellent dissolvant.

Les pistons en amiante échappent à ces deux reproches, mais les joints faits avec ce minéral se détériorent rapidement et de fins filaments viennent obstruer l'aiguille.

Nous avons trouvé chez Mathieu des seringues dont le piston et les joints sont d'une composition particulière dénommée *durcit* et qui résiste de longs mois à l'ébullition et à l'huile.

Ce sont des seringues de cinq centimètres cubes sortant de cette maison que nous employons exclusivement.

Une aiguille de trois centimètres de longueur et en platine iridié devra avoir votre préférence.

Il est un principe dont vous ne devez vous départir sous aucun prétexte : **La seringue, l'aiguille, l'étui en métal dans lequel vous les mettez doivent être stérilisés dans de l'eau en ébullition pendant cinq minutes.**

L'opérateur doit se laver les mains avec savon et brosse, puis laver le point où sera faite l'injection ; nous avons coutume de faire un nettoyage avec du coton hydrophile stérilisé, humecté d'alcool à 90°, puis un deuxième nettoyage à l'éther.

Ceci fait, se relaver les mains ; puis, prendre la

seringue sans son aiguille, puiser dans le flacon l'huile à injecter, monter l'aiguille ; levant la seringue l'aiguille en l'air, repousser le piston pour chasser l'air.

Au point choisi pour l'injection, faire un gros pli cutané avec le pouce et l'index gauche, puis enfoncer franchement l'aiguille en tenant la seringue parallèlement au pli formé.

Lâcher le pli et commencer l'injection.

Celle-ci doit être poussée lentement, très lentement (cinq centimètres cubes en dix minutes) ; les premières gouttes donnent parfois une insignifiante sensation de piqûre, et chaque fois que le malade vous avertira d'une sensation douloureuse, c'est que vous poussez trop rapidement le piston de votre seringue.

Il est important de prendre la précaution de ne pas plonger l'aiguille dans une veine.

Retirer tranquillement la seringue quand l'injection est terminée et laver la piqûre avec un tampon de coton trempé dans l'éther, maintenir avec l'index le tampon sur l'orifice afin que ce dernier se ferme bien pour empêcher la sortie de l'huile.

Si l'huile a tendance à sortir, obturer avec du collodion.

Les injections se font aisément à la région abdominale, à la face interne des cuisses.

L'injection ayant été bien faite dans le tissu cellulaire sous-cutané, elle sera assez rapidement résorbée : il arrive que si l'aiguille a été trop superficielle, l'huile, selon sa quantité, forme une tumeur plus ou moins volumineuse qui sera plus longue à se résorber que si la piqûre avait été bien franchement sous-cutanée.

L'élimination se fait par l'appareil respiratoire, elle débute quinze minutes après la piqûre et n'est plus perceptible sept heures après, quoique l'absorption se continue encore pendant vingt-quatre heures au moins, mais le malade n'en perçoit plus l'odeur.

Les injections se font tous les deux jours, en changeant alternativement le côté piqué, le traitement dure un mois et donne un total d'environ quinze injections.

La première période est suivie d'un mois de repos, puis on passe à un deuxième traitement d'un mois suivi de deux mois de repos ; s'il est nécessaire, un troisième traitement sera institué et on laissera un intervalle de trois mois avant de recommencer une autre période.

Le poids des malades doit être pris avec exactitude au commencement et à la fin de chaque période de traitement, et la température et le pouls seront notés matin et soir.

Depuis plusieurs mois, dans certains cas de laryngites rebelles, nous faisons des injections intralaryngiennes de un centimètre cube d'huile résolée et nous nous en trouvons fort bien.

En suivant à la lettre ce que nous avons dit plus haut, l'opérateur ne pourra qu'être satisfait des injections d'huile résolée : elles sont indolores, et ne donnent jamais d'abcès, bien entendu sous le couvert de l'asepsie.

Conclusions.

Le corps auquel nous avons donné le nom de Résol *est un éther isocampholique d'un phénol faisant fonction d'acide, répondant à la formule* $C^{46}H^{70}O^2$. *Son pouvoir antiseptique est considérable. Même à haute dose, il est inoffensif pour les animaux supérieurs. Son action microbicide vis-à-vis du bacille de Koch nous a autorisé à employer le Résol contre la tuberculose.*

Les expériences sur les animaux nous ont montré, pendant toutes les périodes de traitement, une augmentation de poids notable, tandis que les témoins étaient en voie continue d'amaigrissement.

Les observations cliniques nous montrent que : Le Résol en injections huileuses sous-cutanées s'élimine immédiatement par les voies respiratoires ; que cette élimination pour 0,50 cg. de résol injecté dure une moyenne de sept heures et que cette saturation des voies respiratoires par le résol doit théoriquement gêner l'évolution bacillaire.

Cliniquement, les observations ont toutes donné après le traitement au résol des résultats identiques et remarquables : augmentation continue de poids, régularisation du pouls, abaissement de la température à la normale, cessation des sueurs nocturnes, de la toux et des crachats ; amélioration de l'appétit et des forces physiques ; guérison des lésions laryngées.

Ces résultats nous semblent suffisamment concluants, pour qu'il soit permis d'assigner dès maintenant au Résol une place de premier ordre dans la thérapeutique de la Tuberculose des voies respiratoires.

Laval. — Imprimerie A. Goupil.

www.ingramcontent.com/pod-product-compliance
Ingram Content Group UK Ltd.
Pitfield, Milton Keynes, MK11 3LW, UK
UKHW020416220726
13923UKWH00004B/1980

9 782019 287177